QUELQUES CONSIDÉRATIONS

SUR LE PHÉNOMÈNE DE

DOIGT MORT

Par M. le Docteur PERRIER

PRÉSIDENT DE LA SOCIÉTÉ DE MÉDECINE DE NIMES

Directeur d'Euzet-les-Bains et des Fumades.

RAPPORT

PRÉSENTÉ A LA SOCIÉTÉ DE MÉDECINE DE NIMES

JUIN 1892

NIMES

IMPRIMERIE ROGER & LAPORTE

7, Ruelle des Saintes-Maries, 7

—

1892

QUELQUES CONSIDÉRATIONS

SUR LE PHÉNOMÈNE DE

DOIGT MORT

Par M. le Docteur PERRIER

PRÉSIDENT DE LA SOCIÉTÉ DE MÉDECINE DE NIMES

Directeur d'Euzet-les-Bains et des Fumades.

RAPPORT

PRÉSENTÉ A LA SOCIÉTÉ DE MÉDECINE DE NIMES

JUIN 1892

NIMES

IMPRIMERIE ROGER & LAPORTE

7, Ruelle des Saintes-Maries, 7

1892

QUELQUES CONSIDÉRATIONS

SUR LE PHÉNOMÈNE DE

DOIGT MORT

La sensation particulière du Doigt Mort a été signalée pour la première fois par Dieulafoy dans le mal de Bright. Il en a fait un des symptômes de début de cette maladie et le range parmi les nombreux « petits accidents » du brightisme (1). « Cette sensation, dit-il, est comparable à celle qu'on éprouve quand on a plongé les doigts dans la neige ou quand on a exposé ses mains à un froid vif. Les malades ont des fourmillements, des douleurs, des crampes dans les doigts. *Parfois l'extrémité des doigts devient exsangue, pâle, insensible.* Cet état dure de quelques minutes à un quart d'heure et revient par accès. Ce symptôme atteint les doigts et rarement les orteils, il se localise tantôt à un doigt tantôt à un autre ; parfois il y a symétrie, rarement tous les doigts de la main sont pris. — La sensation du doigt mort, avec ou sans formillement, appartient à toutes les époques de la maladie de Bright, je l'ai noté comme symptôme initial alors que les autres troubles étaient encore nuls ou non accusés. Ce signe a donc une importance réelle au point de vue du diagnostic surtout quand l'albumine fait défaut : » —

(1) Dieulafoy. *Path. int.* vol. 2.

Alibert, (1) élève de Dieulafoy a recueilli de nombreuses observations de Brightisme où ce symptôme était noté.

On pourrait rapprocher ces faits de l'*asphyxie des extrémités* observées dans le cours du mal de Bright par *Debove et Roque* (2).

Dieulafoy fait donc de ce symptôme un signe de brightisme au début. Il est trop exclusif.

En effet, *Huchard* d'abord et *Grasset* ensuite ont élargi la question; ils ont montré que le signe du doigt mort, et l'algidité des extrémités est dû à l'artério-sclérose dans sa phase initiale et qu'on peut le rencontrer dans toutes les maladies qui procèdent de l'artério-sclérose. dans la phase initiale du ramollissement cérébral, dans les cardiopathies aortiques tout aussi bien que dans la néphrite chronique qui est aussi un aboutissant de la sclérose artérielle.

M. Grasset (3) a, dans une leçon magistrale, habilement tracé la pathogénie de ces phénomènes.

Il explique d'abord que l'artério-sclérose et l'athérome ne sont pas synonymes — ce sont choses distinctes ayant des rapports intimes. L'artério-sclérose est un mélange d'artérite et de périartérite commençant pas les plus fins canalicules vasculaires. Quand cette lésion porte sur les vasa-vasorum, elle rend le tube vasculaire nourri par eux, dur, flexueux, c'est l'athérome.

Quand elle se localise sur les fines ramifications artérielles du cerveau il y a d'abord thrombose, puis ramollissement central. Quand elle fait élection sur le rein elle provoque le mal de Bright. On peut donc dire que tous les athéromateux sont artério-scléreux, mais la proposition inverse ne serait point exacte (4).

L'artério-sclérose est donc une maladie générale du système vasculaire ayant des aboutissants multiples (type cardiaque, *cardio-artériel*, rénal, cérébral, prostatique, médullaire).

Cette artério-sclérose générale, qui frappe tout le système artériel n'a pas une cause spécifique unique, elle relève d'un ensemble de circonstances, d'états morbides divers, tels que rhumatisme chronique, goutte, hérédité, diabète, asthme, migraine, lithiase, obésité (*Maladies par ralentissement de nutrition*, de Bouchard). — A côté de l'arthritisme on doit placer

---

(1) Alibert. Th. Paris 1880.
(2) Debove, *Soc. Méd. des Hôp.* 1880. Roques, ib., 1884.
(3) Grasset, *du Vertige cardio-vascul.* 1890. Rauzier
(4) Kiener, *Path. du tissu conjonctif.* 1892.

les intoxications chroniques par l'alcool, le plomb, tabac, les infections, l'impaludisme et la syphilis. La fatigue excessive et prolongée est aussi une cause d'étiologie (surmenage). L'âge en est un facteur puissant.

Huchard a démontré que l'artério-sclérose se manifeste d'abord par un *spasme d'artérioles*, spasme intermittent et passager accompagné naturellement d'hypertension artérielle ; ce spasme artério-capillaire explique le phénomène de doigt mort, la sensation résultant d'une diminution de l'apport sanguin dans un organe où la lésion est accentuée (doigt dans ce cas), de même qu'il explique la sensation de froid dans d'autres parties du corps et l'anémie, la pâleur des téguments à ce niveau. Cette hypertension résultant du resserrement spasmodique des artères se traduit au cœur par un éclat diastolique, car le sang étant en hypertension dans les artères fait claquer les valvules sygmoïdes avec force lors du choc en retour. Cet éclat diastolique est pour MM. Grasset et Kiener un très-bon signe d'artério-sclérose au début. Les signes fonctionnels de l'hypertension artérielle sont : l'oppression habituelle, la dyspnée d'effort et d'ascension, la dyspnée pendant la marche contre le vent, des palpitations à caractère pénible, angoissant et douloureux, des *algidités localisées* (refroidissement des extrémité, *sensation du doigt mort)*, des *crises de pâleur de téguments*. Tous ces phénomènes n'ont rien qui appartienne en propre à la néphrite. Le signe pathognomonique est le retentissement diastolique au foyer aortique.

Quand l'artério-sclérose se manifeste au cerveau elle amène d'abord *des vertiges,* de la *paresse de l'idée.*

Plus tard la lésion artérielle au lieu de se traduire par la claudication intermittente des organes qu'elle frappe, se localise et crée des lésion irrémédiables. Mais nous n'avons pas à étudier cette nouvelle phase ; la première suffit pour expliquer le phénomène du doigt mort.

Seyer, élève de Dieulafoy, dans sa thèse sur la *Sensation du Doigt Mort*, Paris 1885, nº 222, dit que ce symptôme apparaît non-seulement au début mais aux deux dernières périodes du mal de Bright. Il a aussi trouvé ce symptôme dans le diabète.

Il considère la sensation du doigt mort comme le premier degré de l'asphyxie locale des extrémités.

La pathogénie du doigt mort n'est expliquée par Seyer que par des hypothèses, les bases anatomo-pathologiques manquant complètement. Pour lui dans le brightisme le symptôme du doigt mort est causé par l'altération du sang qui contient un surcroît d'albumine ; ce sang excite les nerfs centripètes qui vont transmettre au système cérébro-spinal leur excitation, et ce système par ses nerfs centrifuges produit le symptôme du doigt mort. Le grand sympathique entre donc en ligne de compte dans ce symptôme.

Maurice Raynaud a magistralement décrit ces phénomènes ischémiques dans son article sur la gangrène des extrémités (in *Dict. de Méd. et Chir.* t. xv. p. 650), si bien que ce symptôme est souvent appelé maladie de Raynaud. Pour cet observateur distingué le doigt mort est dû à une contraction, à un spasme péristaltique des capillaires qui chasse le sang devant lui, palit, flétrit et insensibilise les extrémités, c'est le *doigt mort*. A la contraction succède le relâchement, la circulation se rétablit et tout rentre dans l'ordre. C'est la syncope locale. L'asphyxie locale (algidité) est un état plus avancé (le spasme est permanent). Ce symptôme se localise de préférence au membre supérieur parce qu'en ces points du corps le rayonnement du calorique est plus considérable ; d'un autre côté la température moins élevée du sang qui les vient nourrir met ces parties du corps dans des conditions de réceptivité indiscutable. En résumé pour Maurice Raynaud c'est un trouble d'innervation vaso-motrice. Huchard, Grasset et Kiener arrivent aux mêmes conclusions. Debove et Roques dans leurs observations sont du même avis. (1)

Maurice Raynaud, dans son article de la gangrène dans le *Dic. de Jaccoud*, dit que la syncope locale résultant du spasme des artérioles et des veines, est un état compatible avec la santé, le doigt mort est dans ce cas ; la sensibilité disparaît instantanément. C'est ce que Grasset et Huchard appellent un faux pas, une *claudication* intermittente de l'organe.

---

(1) Debove, *Gaz. Méd. des Hôp.*, 27 fév. 1880. — Roques. *Bull. de la Soc. Méd. des Hôp. de Paris.* 1882.

OBSERVATION i

PRISE PAR M. LE Dr BONNEMAISON

M. A., 56 ans, tempérament sanguin, constitution robuste, intelligence médiocre, vient à Euzet, en juillet 1891, passer une saison, suivant les conseils de M. le professeur Grasset.

M. Grasset avait posé le diagnostic suivant :

Artério-sclérose généralisée, éclat diastolique très-marqué, vertiges, anorexie, doigt blanc, crampes dans les jambes, pollakiurie, hémorroïdes.
Etiologie : arthritisme, tabac et alcool.

Il lui avait été prescrit un régime sévère : lait, viandes grillées, etc., suppression absolue du tabac et de l'alcool. Iodure de Na et trinitrine comme traitement externe.

18 juillet.

A. H. Nuls. Père mort d'accident, il était très-frileux. La mère a atteint une verte vieillesse.

Cet homme, très robuste, fait depuis longtemps abus du *tabac* (50 à 60 centimes par jour et des cigares), d'*alcool* (cognac matin et soir, Picon, etc.). — En 1876 *rhumatisme aux épaules* et à la *région lombaire* ; cette attaque coïncida avec une *grande émotion* qu'il eut en voyant son père se fracturer une jambe en tombant de voiture. — Depuis 10 ou 12 ans il éprouve des *vertiges*, mais ces éblouissements ne l'ont jamais fait tomber. Le professeur Combal à cette époque l'envoya à Lamalou. La cure fit du bien, mais les vertiges reparurent. D'ailleurs le malade ne cessa jamais de fumer et de prendre des *apéritifs et des digestifs* !

Depuis cette époque il ressentit souvent des *douleurs lombaires*, des sensations de *froid dans les jambes* et il remarqua qu'en hiver, ses doigts, principalement le médius, étaient d'un *blanc de cire*. — Son appétit a progressivement disparu ; il n'a goût à rien. C'est surtout cette *anorexie persistante* qui l'a frappé et l'a amené à consulter M. Grasset. Il prétend avoir diminué de 14 kilos depuis une année. Pas de syph. ni de maladie vénérienne.

Le malade paraît *usé pour son âge* quoique robuste encore.

Appareil nerveux : A quelquefois des *migraines, des crampes dans les jambes et les orteils, douleurs dans la région lombaire, anesthésie des jambes, des genoux et des pieds* même pendant l'été, jamais des secouses électriques pendant le sommeil, pas de cauchemars, dort bien. — Les jambes se fatiguent vite, ne peut marcher longtemps. *Doigt de cire très marqué* (médius G.).

Appareil circulatoire : N'a pas de *dyspnée d'ascension* ou d'essoufflement quelconque. Les temporales sont flexueuses, les radiales dures et roulant sous le doigt. Le pouls est ferme, battant, lent (58 puls.). Le cœur est hypertrophié; on note un éclat diastolique très-marqué à timbre métallique, pas de souffle. — A des *hémorroïdes* toujours pleines, épistaxis parfois. — Joue rouge, veinules bleuâtres.

Appareil urinaire : Ne souffre pas de la vessie ni du canal mais a souvent des douleurs lombaires. Les urines sont chargées, nuageuses. A de la pollakiurie marquée, urine jusqu'à 15 fois par jour. Se lève quelquefois la nuit pour uriner.

Le rein n'est pas douloureux et ne se sent pas quand on emploie la méthode de Guyon.

Appareil digestif : L'appétit est nul, la langue saburrale, pas de constipation habituelle, l'estomac est légèrement dilaté.

Poids : A son arrivée : 71 k. 700 gr.

Traitement : 3 à 10 verres d'eau de La Vallette tous les matins (sulfate de chaux et de magnésie. Sulfuro-bitumineuse)

2 bains d'eau minérale par semaine.

1 douche froide en jet tous les jours. Lait et eau de Béchamp, (sulfatée calcique, magnésienne) aux repas.

27 juillet. — Malgré quelques écarts du malade qui fume encore un peu et prend quelques bocks, les résultats du traitement sont déjà bien favorables. Il n'a plus de vertige. — L'appétit nul au début est progressivement revenu et aujourd'hui l'assimilation est active, il pèse 72 kil. 500, gagnant ainsi 800 gr. en 10 jours. Les urines qui les premiers jours avaient des dépôts uriques sont devenues très-claires.

3 août. — Le malade continue à aller mieux. Pas signes de vertige. Appétit très-bon, Poids : 73 k. 700, gagnant ainsi 900 gr. depuis le 28 juillet (6 jours). Les urines sont très-abondantes. 2 $\frac{1}{2}$ à 3 litres par nuit, surtout depuis qu'il prend l'eau de Béchamp. De troubles qu'elles étaient à l'arrivée elles sont maintenant très claires et légèrement teintées d'une nuance de vert clair. Les selles sont d'un vert-bouteille, excessivement bilieuses et abondantes sous l'action de l'eau de La Valette qui a excité la sécrétion biliaire.

A diverses reprises le sucre et l'albumine ont été recherchés dans les urines. Il n'y a jamais eu de sucre. Au début on a trouvé des traces d'albumine il n'y en avait plus dans les derniers examens.

Pouls.		Poids.	
—		—	
18 juillet.	58	71.700	
28 —	76	72.500	
3 août.	68	73.400	

Le malade quitte l'établissement le 5 août ayant recouvré l'appétit, *n'ayant plus d'éclat diastolique* et ayant des urines peu colorées. Le pouls est moins vibrant. *Le doigt de cire a disparu.* La marche qui était difficile au début est très facile actuellement et le malade fait des kilomètres après chaque douche.

Avec cette observation permettez-moi de vous en citer deux prises dans ma clientelle.

OBSERVATION 2.

Une dame de 45 ans, présente souvent, sans même qu'il fasse froid, ce phénomène de doigt-mort.

Les antécédents héréditaires sont obscurs, mais chez elle on retrouve réunis la plupart des symptômes que M. le professeur Bouchard attribue à la nutrition retardante : Migraine, Obésité, Sable urique, Lithiase, Névrose du pneumogastrique et du grand sympathique ; on trouve encore chez cette malade bien des

signes de l'Artério-sclérose, Dyspnée d'effort, Claquement diastotique des aortiques, Algidité des extrémités, elle échauffe avec peine ses pieds même en été.

Les doigts présentent souvent le phénomène du doitg mort.

Ils sont couleur de cire, insensibles, les frictions les plus énergiques ramènent
difficilement la circulation.

Cette coloration de cire s'étend souvent à la main toute entière, aux oreilles, à
la face.

Cette dame n'a jamais fait aucun excès mais elle a éprouvé de très grands
revers, elle a mené une vie très sédentaire et particulièrement triste.

Les urines examinées à diverses reprises, n'ont jamais accusé ni sucre ni albumine, mais de grandes quantités d'urates, quelquefois des oxalates, souvent des
matières colorantes de la bile.

Les fonctions hépathiques et digestives se font très mal.

Une des nombreuses particularités de cette maladie dont il serait trop long de
faire l'historique complet, c'est que Mme X. est absolument réfractaire à toute pré-
paration iodée.

De nombreuses médications suivies du reste très mal, sont restées sans résultats.

Il importe de noter que de tous ces phénomènes morbides si nombreux le
doigt mort s'est *montré le premier*, il y de cela plus de 30 ans.

OBSERVATION 3.

Le troisième cas de doigt mort que je désirais vous signaler, concerne le fils
de la précédente malade.

C'est un robuste garçon de 21 ans, soldat depuis 16 mois, il n'est pas maladif,
fume peu, ne boit pas d'alcool.

Depuis son enfance, il présente ce phénomène de doigt mort, ses mains
deviennent comme de la cire, perdent leur sensibilité.

Ces accidents ne se montrent chez lui que par une température réellement
froide et ils sont assez rares, quand ils se produisent le malade laisse tomber son
fusil qu'il ne peut ressaisir.

Il est très nerveux, n'a jamais eu d'accidents arthritiques.

Ces deux dernières observations m'ont paru intéressantes à
signaler.

Elles n'ont rien à faire ni l'une ni l'autre avec la maladie de
Brigth et démontrent l'erreur de Dieulafoy qui attribue exclusivement le phénomène de doigt mort à l'albuminurie-Brightique.

Dans la 1re comme dans la 2me observation, l'artério-sclérose
est évidente. J'ai pu constater dans la deuxième que les accidents
du doigt mort avaient marqué, comme l'ont dit Huchard et
Grasset, le début de l'artério-sclérose.

D'après ce que nous dit M. X, il en aurait été de même pour
l'observation 1.

Dans la 3me observation on ne retrouve avec le symptôme qui

nous occupe aucune autre manifestation diathésique. L'hérédité et ce qui s'est passé chez la mère font craindre que ce ne soit un symtôme précurseur.

M. Maurice Raynaud a démontré comment une diathèse n'est pas plus que le mal Bright indispensable pour expliquer cet arrêt de circulation en un point déterminé des extrémités.

Une prédisposition héréditaire amène, sous l'influence du froid, un trouble de l'innervation des vaso-moteurs produisant le phénomène du doigt mort.

De par l'hérédité et en présence de ce trouble d'innervation, il y a sûrement menace de diathèse, mais on ne saurait affirmer que ce trouble est le signe d'une diathèse existante.

Pour le médecin il y a certainement une indication précise à remplir.

Il faut que M. X. (obs. 3.), s'entoure toujours des soins hygiéniques les plus aptes à écarter les accidents arthritiques ou de ralentissement de la nutrition dont il est menacé.

Sûrement il est candidat à l'*artério-sclérose* précoce.

Dans les observations 2 et 3, le phénomène de doigt mort s'est produit au début avant toute autre manifestation morbide. Dans l'obs. 3, le spasme nerveux produisant le doigt mort est le seul témoignage à cette heure de l'hérédité morbide.

Le malade soigné à Euzet a été très sérieusement amélioré.

Malgré les lacunes que présente cette observation elle m'a puru intéressante à signaler.

Le rôle de la médication hydro-minérale me semble facile à définir.

Chez cet homme, comme chez les artério-scléreux, chez les malades à nutrition ralentie, chez la plupart des chroniques, l'aboutissant de tous les désordres est cet infiniment petit systè-me cellulo-sanguin où viennent s'accomplir les transformations et les échanges nutritifs.

Sous l'influence de l'alcool et du tabac l'ensemble de ces petits organes ou tout s'élabore, s'assimile ou s'élimine était chez M. X. soumis depuis de longues années à des spasmes, à des congestions très souvent renouvelées.

Quelle que soit leur étiologie, ces spasmes et ces congestions en se multipliant amènent des effets pareils, ils altèrent les parois terminales des artérioles qui ressentent mieux que tout autre vaisseau, les effets des secousses de contraction et de rela-chement (artério-sclérose), ils amènent des désordres dans les capillaires, (dilatations, dégénérescences) et nuisent fatalement au fonctionnement de la cellule. (Ralentissement de la nutrition).

Les substances noscibles, (alcool, tabac, etc.), apportent certainement des troubles d'ordre chimique et altèrent les fonctions du tissu nerveux, mais il est très difficile d'analyser ces derniers phénomènes.

Apprécier les résultats de la cure thermale est beaucoup plus aisé. Malheureusement je n'ai pu la tenter dans l'obs. 2, ni dans l'obs. 3 où elle semble encore peu nécessaire.

Dans l'observation 1 les résultats sont remarquables. Dès les premiers jours les fonctions digestives se réveillent et avec elles le *bon fonctionnement des cellules* que l'assimilation accuse.

Le malade gagne 800 gr. en 10 jours. L'activité d'assimilation s'accroît jusqu'à la fin, il augmente de 900 gr. les 6 derniers jours.

Quant à l'activité des échanges cellulaires, elle est bien autrement importante.

Le rein, le foie fonctionnent avec énergie. L'assimilation a gagné 2,30 % en 15 jours, les produits excrétès sont au moins trois fois plus abondants.

Du côté de la circulation les phénomènes sont moins éclatants, mais ils n'ont pas une importance moindre.

Le pouls dur et lent accusait l'hypertension artérielle, 8 jours après il augmentait de 18 pulsations et perdait sa résistance.

J'ai grand regret de ne pouvoir présenter le tracé sphygmographique de cet homme.

Par les soins de M. le Dr Bonnemaison, il en a été pris un grand nombre à Euzet chez les artério-scléreux, ils ont tous le même caractère : la systole présente au début une ascension oblique, plus ou moins inclinée suivant le degré d'hypertension artérielle.

Dès que l'accélération des échanges signale le meilleur fonctionnement des petits appareils cellulo-sanguins, la diminution de l'hypertension s'accuse dans le sphygmographe par le redressement de la ligne systolique.

La disparition de l'éclat diastolique des valvules aortiques témoigne d'un façon toute aussi nette de la diminution de la tension artérielle.

M. le Professeur Grasset considère ce symptôme comme pathognomonique de l'artério-sclérose. Sa disparition semblerait indiquer chez M. X. une période non encore irrémédiable de son artério-sclérose, il n'y aurait pas des désordres organiques localisés et définitifs. Dans ce cas le malade peut guérir, mais il aurait besoin de se maintenir longtemps sous l'influence d'un traitement efficace et plus encore d'un régime salutaire.

Le fera-t-il?

Malheureusement il n'en est presque jamais ainsi.

Ce malade comme tant d'autres ne saura résister aux tentations de ses fatales habitudes, et s'il est vrai qu'il présente seulement à cette heure des moments de « *Claudication* », comme dit M. Grasset, il est tout au moins sur la limite et sur un point ou sur plusieurs des petits systèmes cellulo-sanguins, vont se produire des désordres irréparables.

Le phénomène de Doigt-Mort de Doigt-de-Cire a diparu.

De tous les symptômes de l'artério-sclérose, j'ai choisi ce dernier pour appeler plus spécialement votre attention, non-seulement parce qu'il est des plus faciles à constater, mais surtout parce qu'il est des plus utiles à connaître.

Il marque parfois longtemps avant tous les autres le début d'une affection dont il faut enrayer la marche sous peine de la voir aboutir à un dénouement fatal.

Il fait plus que de signaler le début, dans l'observation 3 il indique la prédisposition.

Le doigt mort est un de ces symptômes dont la constatation est éclatante; s'il est persistant comme chez M. X., il renseigne plus commodément que tout autre sur les effets du traitement.

Pour l'étude d'une médication c'est donc un des plus intéressants.

Chez M. X., plusieurs doigts, notamment le médius gauche, étaient toujours couleur de cire, anesthésiés, fonctionnant mal, comme morts.

Après 8 jours d'un traitement hydro-minéral exclusif, les doigts reprennent leur fonction et leur aspect normal. Le spasme a cédé.

La circulation est redevenue normale aux extrémités supérieures, dans tous ces petits appareils cellulo-sanguins où s'accusent d'abord les désordres chroniques.

Ni le relèvement des forces, ni l'accroissement de poids, ni la cessation de l'éclat diastolique des sygmoïdes, ne donnent des preuves aussi faciles à concevoir et à analyser de l'action thérapeutique hydro-minérale dans l'artério-sclérose.

Ce qui s'est passé sous nos yeux, au bout du doigt, s'est

reproduit certainement dans tous les petits réseaux de l'économie.

Comment expliquer l'action de cette thérapeutique ?

Dans tous les capillaires, à travers les membranes des cellules,
l'eau circule plus facilement que tout liquide.

S'il est possible d'absorber sans inconvénient de l'eau à dose
massive, celle-ci en traversant les tissus plus ou moins imper-
méables pour d'autres liquides, entraîne ces derniers à sa suite
et permet ainsi par cette action exclusivement mécanique des
opérations cellulaires qui étaient suspendues.

A coté de l'action mécanique il y a l'action chimique bien
plus importante sans doute.

« L'imbibition de la bile par des sels alcalins facilite beaucoup
les filtrations des matières grasses et surtout l'endosmose des
émulsions. » Matteuci.

Ce fait me parait avoir en thérapeutique une haute importance.

Ne doit-on pas lui attribuer une bonne part de l'influence
favorable des Eaux minérales sodiques et calciques, influence
constatée dans un aussi grand nombre de maladies chroniques ?

En tout cas, l'observation clinique m'a permis de reconnaître en
étudiant le traitement hydro-minéral sulfaté calcique, que l'action
curative coïncidait avec une abondante sécrétion de bile sans
laquelle les effets recherchés ne se produisent pas.

Cette hyper-sécrétion biliaire témoigne d'une activité cellulaire
s'accusant de plusieurs façons, et l'observation des faits cliniques
concorde avec les expériences de Matteuci.

Bile en excès dans les selles, accélération nutritive, se cons-
tatent si souvent à la fois, au moins en ce qui concerne la médication que j'étudie, que ce signe est pour moi comme un indi-
cateur réglant le traitement.

S'il se montre et persiste, on a tout lieu d'espérer que les divers
organes vont reprendre leurs fonctions physiologiques s'ils ne
sont déja compromis par des désordres irréparables, sans lui le
contraire est à redouter. — Cela est vrai pour le traitement
suivi à la source comme avec celui fait à domicile avec les
Eaux transportées.

Ce signe permet de régler les doses et on peut le faire d'autant
mieux que les doses massives sont ici exemptes de tout inconvénient.

A son tour le sulfate de chaux va jouer un rôle important dans les fonctions assimilatrices. C'est par la chaux surtout que nous obtenons, je crois, cette reconstitution rapide de l'organisme notée dans la plupart de nos observations. De tous les accélérateurs elle a seule, dit M. le professeur Bouchard, des effets durables. Le traitement calcique hydro-minéral en présentant les sels de chaux à l'état soluble immédiatement assimilables, a l'avantage d'économiser le travail du suc gastrique auquel incombe le rôle de dissoudre les alcalins, chaux, magnésie, etc.

L'action favorable de la chaux contre la diathèse urique est bien établie.

« De même que nous avons vu la soude en s'éliminant, entraîner mécaniquement un *plus* de sodium et de potassium, de même il est possible que la chaux exerce à un plus haut degré un pareil entraînement mécanique sur les urates, sur l'acide urique ». Prof^r Soulier. *Traité de Thérapeutique* 1891.

Pendant une expérimentation de plus de 20 ans, je n'ai *jamais* trouvé d'exception à cette action favorable des Eaux sulfatées calciques contre les manifestations uriques, gravelle, sable, etc.

Dans l'Obs. 1 comme dans toutes les observations prises à Euzet, cet entraînement urique est noté.

L'action sulfhydrique dont l'utilité est indiscutable dans les maladies des voies respiratoires, peut-il servir dans l'artériosclérose ?

D'après Louis Olivier, il est des transformations dans lesquelles il joue un rôle parallèle à celui de l'oxygène, certains corps ayant besoin de sa présence pour accomplir leurs transformations ultimes.

Le soufre est associé aux 4 corps simples dans les substances albuminoïdes, il peut donc au même titre que le fer être dans certains cas reconstituant et tonique.

D'après Schulz il est des chloro-anémies dans lesquelles le soufre convient mieux que le fer.

L'acide sulfhydrique provoque les mouvements péristaltiques de l'intestin et favorise ainsi l'élaboration intestinale.

Quels sont encore dans l'artério-sclérose les effets des autres principes contenus dans l'Eau d'Euzet ?

Je n'ai là-dessus aucune indication, mais des faits nombreux ont établi l'énergie de son action, pour activer et régulariser les échanges.

Je voudrais de cela vous faire une démonstration éclatante, non seulement pour le succès de l'œuvre si intéressante que je poursuis, mais aussi pour vous expliquer comment j'ai pu vous soumettre à diverses reprises des observations si dissemblables dans lesquelles des résultats également favorables sont obtenus.

C'est dans ces petits organes cellulo-sanguins que vont s'accuser tout d'abord les effets noscibles des prédispositions héréditaires, des terrains morbides, des ferments pathogènes, des substances nuisibles ; une méthode thérapeutique qui favorisera la circulation de ces petits canaux, activera les échanges des cellules, rendra rapide l'élimination des excréta, permettra l'assimilation, serades plus certainement utiles.

Cette médication n'est pas appelée à remplacer les autres, mais elle peut les aider toutes.

A mesure que la science des maladies chroniques se précise davange on comprend mieux les effets de la thérapeutique hydro-minérale.

En favorisant les échanges, en livrant à l'absorption des substances qui faisaient défaut ou que l'économie était impuissante à assimiler sous d'autres formes, en aidant à l'élimination des substances nuisibles que le travail physiologique était devenu incapable de rejeter, les eaux minérales ont amené ces guérisons si diverses qu'on ne s'expliquait pas et que certains attribuaient à un *nescio quid divinum* que ces eaux devaient contenir.

Si dans des malaladies si variées : (bronchites chroniques, catarrhes des muqueuses, arthritisme, asthme, gravelle, névroses, artério-sclérose, etc.), le même traitement hydro - minéral, réussit au même titre, c'est que dans chacune de ces affections il y a en des points divers de l'économie des troubles des fonctions cellulaires, des causes de ralentissement de la circulation que l'eau minérale, par ses propriétés physiques et chimiques, combat avec plus de succès que tout autre traitement.

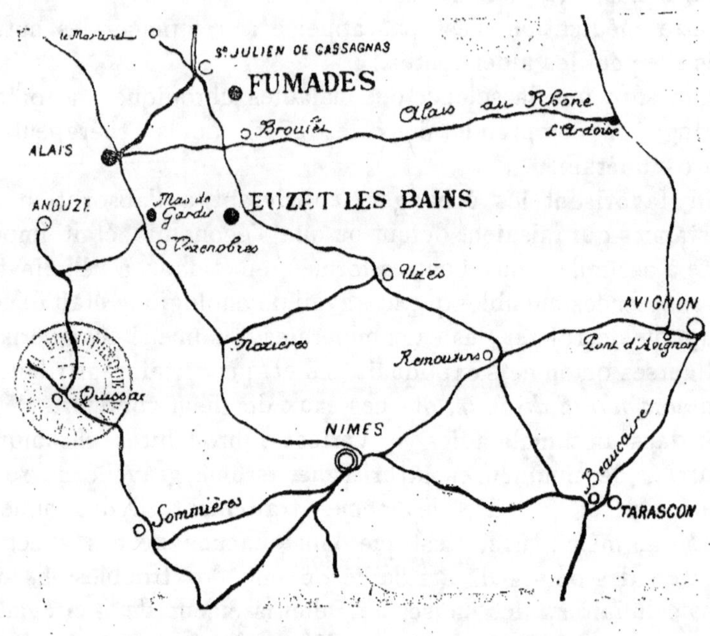

Nimes, imp. ROGER & LAPORTE, 7, ruelle des Saintes-Maries. — 6-92